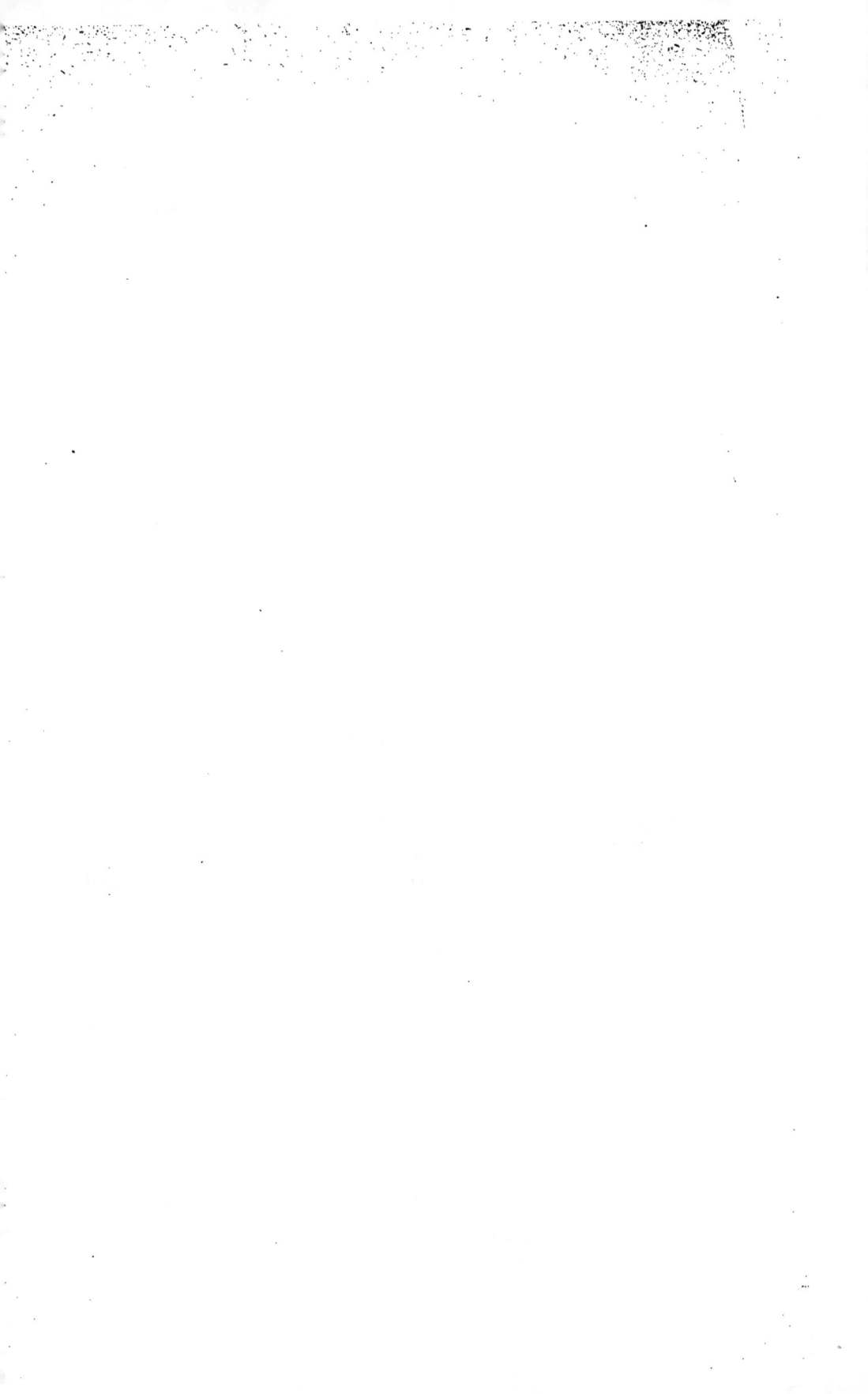

EXTRAIT DU *JOURNAL DE MÉDECINE DE BORDEAUX*

LE FUSIL DE PETIT CALIBRE

ET

LE SERVICE DE SANTÉ EN CAMPAGNE

Par le Dr **HABART**,

MÉDECIN DE RÉGIMENT DE L'ARMÉE AUSTRO-HONGROISE

Traduit de l'Allemand par le Dr LŒWEL
Médecin major de 1re classe à l'Hôpital militaire de Bordeaux.

> « Le principe du Service de Santé
> » en campagne réside dans l'adminis-
> » tration. »   PIROGOFF.

Depuis que les armes à feu ont été introduites dans les armées, la science de la guerre a subi des transformations nombreuses ; le remplacement du canon lisse par le

(1) Conférence faite à la Réunion scientifique des médecins militaires de la garnison de Vienne, le 30 avril 1892 *(a)*.

(*a*) Ce travail se compose de deux parties : dans la première, l'auteur passe une revue rapide des effets du feu des armes à répétition et à longue portée actuelles ; il essaie d'établir, en se basant tant sur les données de l'expérience des dernières guerres et insurrections que sur les résultats des spéculations théoriques d'hommes compétents, quel sera le nombre des victimes dans les batailles décisives des guerres futures, ainsi que la proportion des blessés et des morts, tant immédiatement sur le champ de bataille que dans les ambulances. Partant de ces considérations générales dont l'intérêt est très saisissant, il fait ressortir les besoins nouveaux du Service de Santé en campagne, la nécessité d'une organisation administrative sanitaire puissante dès le temps de paix ; il examine dans une étude comparative très documentée, qui forme la deuxième partie, l'organisation du Service de Santé dans les différentes grandes armées de l'Europe et fait ressortir les desiderata et les besoins de l'armée autrichienne tant au point de vue du personnel sanitaire que du matériel. Bien que s'adressant plus particulièrement aux médecins de l'armée autrichienne, dont il formule les vœux et qui exerceront leur activité dans

canon rayé, de la charge par la bouche par la charge par
la culasse, l'invention du mécanisme à répétition et de la
poudre sans fumée eurent la plus grande influence sur
son développement. Au commencement de ce siècle, la
balle ronde décidait du sort sur les champs de bataille;
les Russes l'employaient encore pendant la guerre de
Crimée (1854-56) (Pirogoff)(¹), quand déjà les Français
et les Anglais tiraient des balles coniques; la balle
creuse de 33 grammes de Minié, en raison des énormes
délabrements qu'elle produisait sur les os, même à des
distances considérables, était particulièrement redoutée.
La doctrine de Souvaroff, que l'attaque à la baïonnette
est décisive dans le combat, régnait encore à cette époque. Bientôt, dans la plupart des États militaires, on
adopta un projectile long cylindro-ogival; déjà pendant
la guerre du Schleswig-Holstein (1864), le fusil à aiguille
avait attiré l'attention des observateurs impartiaux; il
décida en quelques jours de la campagne de Bohême, où
il se trouvait en face d'un fusil à baguette incapable de
suivre son tir rapide ou de lui résister. L'effet du fusil
à culasse mobile prussien fut à ce point surprenant et

des conditions toutes spéciales, nécessitées par la situation politique et topogra-
phique de leur pays, le travail du Dr Habart doit attirer l'attention de tous les
médecins militaires et surtout de ceux de l'armée française dont l'organisation
sanitaire, bien que de création toute récente, se trouve être aujourd'hui une des
plus complètes de l'Europe. Les triomphes médicaux de l'armée allemande, en
1870-71, qui ont trouvé dans Habart un panégyriste dithyrambique, ne sont malheu-
reusement pas les seuls dont nous gardions le souvenir. Dans le domaine de
l'hygiène militaire, comme ailleurs, le génie organisateur de notre pays a heureu-
sement repris son essor et, sans être taxé de chauvinisme outré, nous pouvons,
aujourd'hui que le résultat des efforts de la direction du Service de Santé au
Ministère de la Guerre apparaît à tous d'une façon indéniable, dire que, si l'organisation allemande a pour elle d'avoir subi l'expérience de la guerre, la nôtre ne
paraît pas lui être inférieure et se trouve cette fois comme sa rivale prête à toutes
les éventualités. Il y a là, pour tous ceux qui s'intéressent à la vie du soldat en
campagne, de quoi satisfaire largement leur fibre patriotique et calmer leurs
angoisses bien légitimes. Parmi les nombreux détails dans lesquels l'auteur est
entré, il se trouve bien quelques erreurs à notre détriment. Nous les relèverons au
fur et à mesure, bien sûrs de l'assentiment du Dr Habart, qui dans tous ses écrits a
montré une impartialité absolue et, toutes les fois que l'occasion s'en est présentée,
a témoigné une haute estime pour nos maîtres de la chirurgie militaire passés et
présents.   (N. du T.)

(¹) *Grundzüge der allgemeinen Kriegschirurgie.* Leipzig, 1864, p. 345.

décisif que les combats d'infanterie furent de courte durée et que, du côté des Prussiens, la consommation moyenne ne fut que de 7 à 10 cartouches par fusil, tandis que, du côté des Autrichiens, chaque soldat en brûla environ 22. Avec un approvisionnement de 60 cartouches par homme, il ne se produisit de part et d'autre aucune insuffisance de munitions. Pendant la guerre de 1870-71, la même arme engagea la lutte contre le fusil bien plus juste des Français, le chassepot de onze millimètres; là, encore, il fut victorieux, parce que les Allemands tiraient mieux que les Français. Souvent l'infanterie allemande dut supporter sans y répondre le feu du chassepot jusqu'à ce que la portée de sa propre arme lui permît d'engager le feu. La longue durée des combats nécessita une grande consommation de munitions, laquelle fut en moyenne de 30 cartouches par arme; le corps saxon tira à Gravelotte 68 cartouches par homme; à Sedan, le corps bavarois en tira 91; des deux côtés, à Mars-la-Tour, on épuisa toutes les munitions qui finirent même par manquer. Pareil fait s'est produit pendant la guerre 1877-78, bien que chez les Russes le nombre des cartouches par homme eût été porté de 60 à 90 et 105; pendant la guerre serbo-bulgare le manque de munitions fut une des principales causes de la défaite des Serbes, et cependant chaque homme était muni de 100 cartouches; le chiffre total de la dotation était de 220. Depuis l'adoption de la charge par la culasse, la consommation des munitions est toujours allée en augmentant et on s'est trouvé dans l'obligation de relever le taux de la dotation des hommes en munitions; avec le fusil à répétition, elle devra être encore relevée. L'expérience du champ de bataille conduisit naturellement vers la réduction du calibre du projectile (Binder) [1] et, dès aujourd'hui, le fantassin allemand dispose de 300 cartouches, dont 150

[1] *Heerwesen und Uebersichstabelln-Verlag der kuk Kriegschule,* 1890.

sur l'homme (charge 5 kilos) et le reste dans les caissons de munitions. Depuis que les Français, en 1886,
ont armé leurs troupes d'un fusil à répétition de huit
millimètres avec poudre sans fumée, les administrations
militaires de tous les États ont rivalisé d'efforts pour
porter leur armement à la même hauteur; aujourd'hui
les grandes armées sont les unes complètement pourvues, les autres sur le point de l'être. d'un fusil à répétition de petit calibre. Par l'augmentation de la vitesse
initiale et de la charge par unité de surface de section
transversale, par l'adoption d'une poudre brisante, on a
obtenu une trajectoire plus rasante, une plus grande
justesse dans le tir et donné à la balle à manteau une
plus grande force de pénétration. Woloskoï (¹) considère
que l'on s'est trop hâté en admettant que par l'arme de
petit calibre on a étendu non seulement la sphère d'action, mais aussi la limite d'action décisive : « *Longue
portée et sûreté de tir sont grandeurs différentes qui, déjà
avec les balles de onze millimètres, ne concordent pas.* »

Les conditions ne sont plus les mêmes en ce qui concerne les coups par ricochets.

Le fusil serbe Mauser-Milovanovié portait plus loin
que le fusil bulgare Berdan II, et cependant la ligne des
tirailleurs bulgares (Zaribrod, 1885) à 500 pas ne subit
presque pas de pertes, parce que les balles serbes pas-
saient par-dessus le but. Par contre, les réserves bulgares, placées loin en arrière, eurent plus à souffrir par
suite des ricochets que dans le combat à courte distance,
observation que les Allemands ont faite également à
Saint-Privat.

Dans la suite de cette étude, je m'appuierai sur
ces faits et sur l'opinion de Woloskoï, d'après laquelle
les combattants, jusqu'à une distance de 1,000 mètres,
subiront des pertes moindres qu'autrefois; mais, par
contre, leurs réserves et bataillons arrêtés plus en arrière

(¹) *Dask leine Kaliber und das weitragende Gewehr.* Leipzig, 1889.

seront plus menacés et obligés, par suite, de se porter plus en avant ou de prendre position beaucoup plus en arrière. L'étude de Woloskoï renferme ainsi maintes observations qui n'intéressent pas seulement le tacticien, mais aussi le médecin militaire. La probabilité d'atteindre le but avec le fusil de petit calibre est deux fois plus grande qu'avec l'ancien gros calibre à la distance de 1,500 mètres, d'après le même auteur; elle s'accroît ensuite très rapidement, tandis qu'elle diminue au-dessous de 1,300 mètres; c'est pourquoi, en règle générale, on se portera rapidement dans cette zone, pour arriver au point où les balles passent par dessus la tête; c'est là aussi l'avis de Sedeller. De là deux ordres de conséquences :

1° Que le feu s'ouvrira beaucoup plus tôt que dans les guerres précédentes;

2° Que les réserves souffriront davantage.

Pour ce qui est du pour cent exact des balles utiles avec les armes de petit calibre, les données sont trop discordantes pour qu'on puisse leur attribuer quelque valeur pratique; il faut se méfier des chiffres recueillis sur les champs de tir et n'en accepter les indications qu'avec grande réserve, pour ne pas arriver à des conclusions erronées. D'après le F. Z. M. v. Waldsttaeten, on vise peu au combat et il y a, d'autre part, des coups qui, bien que ne tuant pas, sont très nettement menaçants et qui ébranlent l'élan moral des troupes autant que les pertes elles-mêmes : *Les coups non visés blessent et tuent tout comme les autres.* Tschébischow, spécialiste russe en matière d'armes à feu, dit que le feu réglé a plus d'effet à petite distance, que le feu à volonté en a plus à des distances considérables. Si l'on examine les pour cent des batailles les plus connues, on trouve que les Prussiens, à Czalau, ont tiré 700,000 cartouches et que les Autrichiens ont perdu 3,000 hommes : soit 0,43 % de balles mises; à Montebello, les Autrichiens eurent 0,25 à 0,33 % de balles mises; les Allemands, au Schleswig, 1,5 %; à Trautenau, 1,3 à 1,4 %; à Königraetz, 1,8 à 2 %; par contre, dans la guerre de 1870-71, ils n'eurent que 0,33 %. En 1864 et en 1866, les pertes des Prussiens furent quatre fois moindres que celles de l'ennemi, tandis qu'en 1870-71, elles furent sensiblement égales des deux côtés. En 1882, les Égyptiens eurent 0,1 % et les Anglais 0,13 % de balles arrivées au but.

Ploennies admet qu'avec le fusil lisse on obtient 0,05 à 0,50 % de balles utiles, en moyenne 0,25 et 0,70 % avec le fusil rayé. Woloskoï ([1]) soutient que, sur le champ de bataille, les résultats du tir sont à peu près égaux qu'il s'agisse du fusil lisse ou rayé et fixe à 0,25 % le chiffre des balles qui vont au but; il fait remarquer qu'au moment où cibles et fusils sont sans cesse en mouvement, le soldat a besoin de tout son sang-froid pour pouvoir utiliser son adresse. « *Les divergences dans les proportions pour cent dépendent de l'état moral du tireur; les transformations de la tactique et le perfectionnement des armes resteront sans influence.* »

Si nous appliquons ces considérations aux fusils modernes, nous sommes conduits à nous demander ceci : Quelle différence y a-t-il entre le fusil à charge *coup par coup* avec balle de onze millimètres en plomb mou ou durci et un fusil à répétition avec balle de huit millimètres à enveloppe? Abstraction faite des différences notables, tant au point de vue de la construction que de la technique, nous signalerons avant tout l'augmentation de la dureté et de la charge par unité de surface de section transversale, la diminution du poids de la balle et de toute la cartouche, la force brisante de la poudre sans fumée, le rapport entre la charge de poudre et le poids de la balle, l'accélération de la vitesse initiale, d'où augmentation de la force vive; ces conditions favorables déterminent une plus grande rasance de la

([1]) *Das Gewehrfeuer im Gefecht.* Darmstadt et Leipzig, 1883.

trajectoire, une force de percussion plus énergique et une somme d'effet produit supérieure.

Il n'entre pas en ce moment dans mon plan de donner de plus amples détails sur ces divers points; je me contenterai de renvoyer au *Traité de Balistique* de M. le lieutenant v. Wuich, aux *Fusils de huit millimètres en Autriche-Hongrie* de M. le capitaine A. Weigner[1] et à mes *Études sur les projectiles des fusils actuels*[2]. En tant qu'arme de combat, notre fusil à répétition modèle 1888-90 au point de vue balistique est incomparablement supérieur à l'ensemble des fusils de fort calibre, parce que la puissance de pénétration de sa balle est plus grande et que l'augmentation de la rasance est plus favorable. Ces deux conditions rendent la *probabilité d'atteindre le but* sur le champ de bataille plus forte et conservent, même aux distances décisives où la troupe combat sous l'influence de l'excitation, toute leur importance (Weigner)[3].

L'énorme augmentation de la force de pénétration des balles de petit calibre à manteau doit attirer notre plus grande attention; d'elle, en effet, dépendent non seulement la nature de la blessure, mais aussi le nombre des parties du corps et des éléments vivants combattants touchés, et dont plusieurs l'un derrière l'autre peuvent être mis hors de combat, par un seul et même projectile. Tous les fusils modernes sont doués des mêmes propriétés balistiques. Il est clair que, dans ces conditions, avec l'augmentation du nombre des cartouches, on verra se produire une élévation du chiffre absolu des balles mises au but. Un corps de 10,000 hommes, réglé à 30 cartouches par homme, tire 300,000 coups de fusil; si nous prenons pour base de nos calculs le chiffre moyen de 0,25 % adopté par

[1] *Verlag des technischen und administrativen Militaer-Komités.* Wien, 1891.

[2] Bei Hölder, Wien, 1890, traduit en français par le D^r Lœwel.

[3] *Loc. cit.*

Woloskoï, il fournira 750 bonnes balles, avec 70 cartouches on en aura 1,750, avec 80 cartouches 2,000, avec 100 cartouches 2,500 et 3,750 avec 150. Avec tout cela les réserves de caissons n'ont pas été entamées; quand le moment sera venu, elles augmenteront encore le nombre des balles mises au but. La troupe qui saura parfaitement utiliser le fusil à répétition et garder ses réserves de munitions pour l'instant décisif aura les plus grandes chances de succès. Tous les avantages balistiques des fusils de guerre modernes laissés de côté (bien que comme l'ont montré v. Wuich, Weigner et d'autres, ils contribuent indubitablement à l'élévation de la *probabilité d'atteindre*), nous n'envisageons ici que l'élévation du taux des munitions de guerre par homme et nous en verrons ressortir une telle différence dans le nombre des balles arrivées à destination, qu'il dépasse de 3, 4 et même 5 fois celui des 30 ou 40 années précédentes. *La possibilité d'ouvrir le feu de l'infanterie à de grandes distances, presque à celles de l'artillerie, ne doit pas rester sans effet sur la tactique de l'infanterie et de l'artillerie, et chacune de ces modifications aura son retentissement sur le Service de Santé en campagne.* La proposition suivante, tirée de la *Revue du Cercle militaire*[1], mérite une attention toute spéciale : *L'utilisation des grandes portées* : « *Nous pensons tout au contraire qu'il faut agir par salves aux petites distances et employer le tir à volonté pour les moyennes et les grandes (b).* » Le feu de salves à petite distance (dans la zone où l'on sait que les coups de feu de près agissent de la façon la plus désastreuse sur les organes du corps de l'homme et des

[1] Paris, 1891, no 52.

(b) Au lecteur non familiarisé avec les questions techniques du tir, nous rappellerons pour la compréhension de l'importance de cette proposition que, dans l'appréciation des effets des projectiles nouveau modèle, on doit tenir compte des distances auxquelles le feu est exécuté et qu'à ce point de vue on admet quatre zones dont :

La première, dite zone des petites distances, de l'action explosive, s'étend jusqu'à 400 à 500 mètres ;

animaux, parce que dans ces conditions la balle détermine dans les os et les organes creux des phénomènes
d'explosion ou d'éclatement) sera pour les troupes atta-
quées la mort et la destruction, auxquelles bien peu
pourront échapper, puisqu'avec le même projectile
trois hommes et même plus pourront être mis hors de
combat. Les pertes au premier choc des armées formées
de millions d'hommes sont difficiles à calculer exactement aujourd'hui. Quoi qu'en dise Fischer et autres,
elles seront énormes. Je vais essayer, en me basant sur
les données statistiques des campagnes de la seconde
moitié de ce siècle et sur l'augmentation de la dotation
en munitions, d'établir approximativement le chiffre
probable des pertes dans une guerre future.

Les chiffres qui vont suivre sont tirés des statistiques
du professeur H. Fischer ([1]), de Pirogoff ([2]), Chenu ([3]),
Gurlt ([4]), Kolb ([5]) et des *Rapports sanitaires sur l'Armée
allemande 1870-71*; en raison des différences de dates,
ils sont sujets à de nombreuses fluctuations.

Le rapport des morts et blessés au chiffre total des
troupes engagées ressortira des chiffres portés au tableau ci-après.

En moyenne, le chiffre des morts oscille entre 2,3 et
2,2 %; en d'autres termes, il tombe mort sur le champ

La deuxième, dite des pertes de substance nettes, de 400 à 1.200 mètres;
La troisième, dite de comminution, de dilacérations profondes, de 1,000 à
2.000 mètres;
La quatrième, où la balle a perdu une partie de sa force et détermine encore des
lésions graves, s'étend jusqu'à 3,000.
Il ressort de l'expérience que la zone la plus favorable à l'attaque est celle de 500
à 1,200 ou 1,300 mètres, soit parce que les balles passent par-dessus la tête, soit
parce que les lésions sont habituellement les moins graves.   (N. DU T.)

([1]) *Handbuch der Kriegschirurgie*, p. 22-24. Stuttgart, 1882.
([2]) *Das Kriegs Sanitaels-Wesen auf dem Kriegschauplatze in Bulga-
rien, 1877-78*. W. Roth u. A. Schmidt, p. 338-348. Leipzig, 1882.
([3]) *Rapport au Conseil de Santé des Armées*. Paris, 1865.
Statistique médicale de la campagne d'Italie en 1859-60. Paris,
1869.
([4]) *Die Gelenksresectionen nach Schussverletzungen*, 1879, t. I, p. 114-
115.
([5]) *Handbuch der vergleichenden Statistik*, p. 195. Leipzig, 1868.

de bataille environ 1 homme sur 43 ou 44, tandis que la proportion des blessés en général est de 11,1 à 12,5; de sorte que 1 homme sur 8 ou 9 est mis hors de combat. Jules Arnould [1] calcule, d'après sa statistique, que 1 homme sur 7 est blessé et 1 sur 44 tué dans le combat et, comme en Crimée il trouve 1 homme tué par

PÉRIODES DE GUERRE	NATIONALITÉS	MORTS	BLESSÉS
Crimée, 1854-56 durée 2 ans.	Anglais. Français.	1 sur 35 1 sur 30	1 sur 8 1 sur 8
Italie, 1859 durée 2 mois.	Français. Italiens. Autrichiens.	1 sur 74 1 sur 59 1 sur 40	1 sur 9 1 sur 12 1 sur 8
1870-71 durée 7 mois.	Allemands.	1 sur 51	1 sur 9
Balkans, 1877-78 durée 10 mois.	Russes.	1 sur 15	1 sur 7

coups de feu sur 33, en Italie 1 sur 45, dans la guerre franco-allemande 1 sur 53 combattants, il arrive à cette conclusion qu'avec les armes perfectionnées le chiffre des blessés à mort devra diminuer au lieu de s'accroître; qu'en masse, la proportion relative des blessés restera la même, bien que les chiffres absolus des pertes (Gravelotte, 13,000; Saint-Privat, 20,000) soient directement proportionnels aux effectifs des combattants. Toute statistique donne le résultat que l'on désire si on sait s'y prendre; une analyse plus approfondie des chiffres allégués et surtout les données proportionnelles fournies

[1] *Nouveaux éléments d'Hygiène*, p. 1,300. Paris, 1889.

par la dernière guerre russo-turque, nous amèneront à une conclusion toute différente. Les fusils Henry Martini et Snider avaient une telle supériorité de portée et de précision sur le fusil russe Berdan II, que 1 homme sur 15 était tué et 1 sur 7 blessé. On voit par là combien était défavorable, dans la dernière guerre, la proportion entre le chiffre des blessés et celui des tués, *car sur 3 hommes atteints par le projectile ennemi il y eut 1 mort et 2 blessés* (Pirogoff) ([1]).

La proportion des morts par rapport aux blessés fut, en Crimée, chez les Anglais, de 1 : 4,4; chez les Français, de 1 : 4,8; en Italie, chez les Français, de 1 : 7,7; chez les Sardes, de 1 : 4,9; chez les Autrichiens, de 1 : 4,8; pendant la guerre de la Sécession chez les Fédéraux, 1 : 4,7; chez les Confédérés, 1 : 44; chez les Prussiens, en Bohême, 1 : 5 et chez les Allemands (1870) en moyenne, 1 : 5,7; elle s'éleva à 1 : 2, en 1877-78, chez les Russes et chez nous, en Bohême, à 1 : 2,34. Ces chiffres font ressortir d'une façon irréfutable le caractère meurtrier des opérations russes le plus souvent dirigées contre des camps fortifiés, des redoutes, des fortification en terre de toute nature et cela même à de petites distances. Pirogoff ajoute que la gravité des blessures causées par le fusil turc diminua dans la même mesure que le nombre des hommes tombés morts sur le champ de bataille avait augmenté; elles avaient un caractère moins dangereux et une disposition favorable à la guérison, étant le plus souvent analogues aux plaies perforantes et sous-cutanées.

Dans ses rapports sur les blessures par coups de feu observées chez les Serbes en 1876, pendant la guerre serbo-turque, et causées par le même fusil qu'en Bulgarie, Kolomnin rend compte qu'elles étaient compliquées de violents ébranlements avec dilacération des tissus, renfermaient des corps étrangers, au point de

([1]) *Loc. cit.*, p, 343.

rendre mortelles les plaies de poitrine; que les fractures
guérissaient mal, que même les opérations chirurgicales
restaient sans succès. Il attribue cette situation défavorable aux grandes distances auxquelles les troupes se
battaient, les balles ne pénétrant dans le corps qu'après
avoir perdu une notable portion de leur force de pénétration. Les mêmes blessures eurent le même caractère
sévère chez les Russes en Asie-Mineure (Reyher), bien
que dans ce pays la guerre fût conduite dans les mêmes
conditions que dans les Balkans (même armement,
même tactique dans les distances). Si les blessés en
Serbie eurent à souffrir du transport dans les voitures
à roues hexagonales des paysans serbes (Kolomnin), les
évacuations en Bulgarie se firent sur des chemins dé-
foncés, dont nous avons aussi fait l'expérience en Bosnie
et en Asie-Mineure, à travers les sentiers des montagnes
avec l'aide d'animaux de bât.

Comme, d'autre part, les conditions hygiéniques
étaient partout également mauvaises et que néanmoins
on observa une différence dans la nature des blessures
et dans l'évolution du processus de la guérison, nous
devons admettre que d'autres causes nuisibles sont en-
trées en ligne de compte, causes qui, par le fait, ont été
parfaitement démontrées. En Asie-Mineure, Reyher put
observer des blessures par coups de feu d'une extrême
gravité, parce qu'avec son ambulance volante il entrait
en action immédiatement après chaque combat; en Bulgarie, il n'était pas rare de voir les blessés gravement
atteints exposés aux balles de l'ennemi resté souvent
maître du champ de bataille et succomber là à la suite
de blessures nouvelles, de faim, de soif, de froid, quand
ils n'étaient pas massacrés, ou périr en peu de temps
dans les places de pansement, dans les ambulances de
division; ils ne pouvaient arriver ni jusque sur les
lignes d'évacuation ni sur l'arrière. Les blessés qui tra-
versent ces stations de triage appartiennent en majorité
à la catégorie des blessés de gravité moyenne, qui pré·

sentent, comme on sait, de grandes chances de guérison, ainsi qu'il ressort des statistiques des dernières
guerres (Égypte 1882, Serbes-Bulgares 1885, Tonkin,
Formose (¹) 1883-85 et Chili 1891).

On sait par expérience que la mortalité parmi les
blessés devient d'autant plus grande que ceux-ci séjour-
nent plus longtemps sur les champs de bataille et
qu'elle diminue relativement dans les lazarets de campagne, après que les blessés graves ont succombé dans
les places de pansement ou dans les ambulances. *Si,
par contre, il se trouve des lazarets de campagne à proxi-
mité du champ de bataille, ce sera là qu'on observera la
grande mortalité; mais, dans ce cas, on aura pour la com-
battre toutes les ressources de la chirurgie de guerre et de
l'hygiène, et on obtiendra sans aucun doute des proportions
pour cent plus faibles qu'après Magenta, où elle fut de
44,16 %/₀ des blessés.* La comparaison des pour cent de
mortalité dans les blessures par coups de feu dans les
guerres précitées montre ce qui suit : en Crimée, il
mourut parmi les Français 10,000 blessés sur 39,868,
soit 24,9 %/₀; parmi les Anglais, 1,840 sur 12,094, soit
15,2 %/₀; en Italie, parmi les Français, 2,962 sur 19,672,
soit 15,6 %/₀; pendant les guerres d'Amérique, 34,508
sur 278,866, soit 12,4 %/₀ (Pirogoff); en 1866, dans les
lazarets prussiens, 18,4 %/₀ (Fischer); chez les Autrichiens, 19 %/₀; pendant la guerre franco-allemande, sur
92,164 blessés allemands traités dans les ambulances, il
en succomba 11,023, soit 12 %/₀; et dans la guerre
turco-russe, du côté des Russes en Bulgarie, il périt
10,611 blessés sur 42,252, soit 25 %/₀. Nous voyons par
là combien les *précautions sanitaires* ont favorablement
agi sur la diminution des chiffres de mortalité en
Amérique et en Allemagne, et combien ont pesé lour-
dement sur les blessés russes dans les Balkans les
mauvaises conditions de terrain et d'abris, le manque

(¹) H. Nimier. *Histoire chirurgicale de la guerre du Tonkin et Formose.* Paris, 1889.

d'administration quant à la répartition et à l'utilisation du personnel sanitaire, aux préparatifs et aux formations sanitaires de campagne. La guerre avait pour théâtre des contrées éloignées de la mère-patrie, offrant peu de ressources pour l'entretien et le logement des troupes, séparées du pays natal par le cours du Danube. La traversée des Balkans se fit en hiver et au prix des plus incroyables difficultés; brisées de fatigue, les troupes russes durent toujours attaquer et s'emparer de positions fortifiées; quand, après plusieurs attaques infructueuses, elles étaient rejetées en arrière, leurs blessés restaient étendus en plein champ de bataille, exposés sans abri aux projectiles et n'étaient souvent ramassés que tardivement, *parce que l'enlèvement et le transport des blessés du champ de bataille aux places de pansement n'avaient pas été suffisamment organisés.* Plus d'un blessé abandonné, oublié, resta ainsi couché sur le terrain jusqu'à ce que la mort vînt le délivrer de ses souffrances; ou bien quand, après plusieurs jours, il était assez heureux pour recevoir des soins médicaux, il présentait presque toujours le plus pitoyable aspect. L'enlèvement rapide des blessés décide de la vie ou de la mort de milliers d'hommes, *il n'est jamais assez prompt.* On dit qu'après la bataille de Waterloo 150 Anglais atteints de fractures des membres inférieurs ne furent relevés du champ de bataille qu'au bout de quinze jours, et, d'après Chenu, l'enlèvement des blessés de Solférino (24 juin 1859) ne fut complètement terminé que le 30; par contre, en Amérique, après la bataille de Gettisbourg (1er-3 juillet 1863), sur 21,000 blessés, il n'en restait plus un à ramasser le 4 juillet au matin! A Gravelotte, les blessés allemands furent relevés et pansés en vingt-quatre heures, tandis que, chez les Français, cette opération dura, paraît-il, six jours. Les baschi-bosuks dans les Balkans ne tinrent aucun compte des conventions internationales; ils mutilèrent, dépouillèrent, achevèrent même maints blessés russes pour s'emparer de leurs uniformes; ce ne sont pas là des tableaux issus de l'imagination d'un Wéréschagin; ce sont des faits vrais et tristement célèbres. Un épais nuage plane sur l'histoire de la guerre des Balkans; les statuts de la Convention de Genève ne sont pas parvenus à le dissiper; l'avenir s'en chargera. Bien des brutalités attentatoires aux lois de l'humanité ont été commises sur le champ de l'honneur dans les campagnes que nous avons faites pour réprimer l'insurrection dans la Krivoscie (1869 et 1882), où à plusieurs reprises des blessés furent mutilés par les insurgés. Dans de semblables conditions, l'enlèvement des blessés et des morts appelle doublement l'attention et impose au personnel de premiers secours et à l'ensemble du Service sanitaire les plus grands devoirs; souvent les victimes des combats ont été déterrées et enlevées par les hyènes des champs de bataille. *Les morts comme les blessés devront être tirés des mains de l'ennemi.*

Les tableaux de Chenu, que Fischer a utilisés, donnent la proportion des petits aux grands blessés. En Crimée, sur 100 blessures par coups de feu, il y en eut 69,66 de légères et 30,34 de graves; en Italie, 66,3 contre 33,67; soit en moyenne 68,1 légères contre 31,9 graves.

Longmore porte à 43 % le chiffre des blessés à forme légère et à 57 % celui des blessures graves.

A mon sens, la puissance nocive d'une arme ne peut être exactement appréciée que si l'on connaît nettement la proportion des blessés aux morts restés sur le terrain, et la proportion des blessés qui ont succombé dans les formations sanitaires de première ligne. Dans les guerres des temps passés, où les pertes des armées par blessures étaient dépassées par celles provenant de maladies ou d'épidémies, celles-ci en décimant les armées venaient se placer au premier rang et exigeaient de la part des agents sanitaires une attention et une vigilance particulières. Il se fit un changement heureux

pendant les guerres d'Italie, de Schleswig-Holstein et franco-allemande; les pertes par blessures furent plus considérables que celles de la seconde catégorie. Arnould [1] rapporte ce progrès réel à la bonne alimentation, au bon logement des troupes allemandes en France et rend pleine justice à la prévoyance de l'autorité administrative militaire allemande. « *Mais, à part ces avantages évidents de l'armée allemande, il est juste de reconnaître, à l'honneur de l'hygiène en même temps que des gouvernements et des médecins nos voisins, que l'organisation sanitaire de leurs troupes était à un degré supérieur.* »

Les Français, en Crimée, perdirent par blessures 20,000 hommes, par maladies 75,000 (total 47 %); les Anglais 4,600 par blessures et 17,580 par maladies. Les Américains perdirent 93,969 hommes par blessures et 186,742 par maladies (total 34 %), les Prussiens (1866) 4,450 par blessures et 6,427 par maladies, les Allemands (1870-71) 28,278 par blessures et 12,180 par maladies, et les Russes dans les Balkans 31,004 par blessures et 87,989 par maladies (total 39,6 %). *Il n'est plus permis aujourd'hui de porter uniquement son attention sur l'enlèvement et le traitement des blessés; il faudra connaitre à fond toutes les éventualités que les rassemblements d'armées composées de millions d'hommes pourront faire surgir.* Caprivi [2] a soulevé la question de savoir QUI commandera ces immenses masses et s'est demandé avec inquiétude si le Chef suprême pourra venir à bout de diriger ces armées innombrables; nous ne devons donc pas considérer comme déplacées et inutiles des réflexions analogues sur l'habillement, la chaussure, surtout dans une campagne d'hiver, la nourriture et le logement des troupes dans des pays pauvres et inhospitaliers, où l'on ne peut guère espérer trouver vivres ou abris : le souvenir des guerres de Crimée et des Balkans les suggérera bien des

[1] *Loc. cit.*, p. 1,298.
[2] *Militaer Zeitung*, n° 87, 22 déc. Wien, 1891.

fois. Les armées allemandes trouvèrent en France un pays très avancé au point de vue agricole, où elles eurent sous la main d'abondantes ressources de logement et d'alimentation ; à ce point de vue, elles n'eurent pas de privations à subir, bien que, d'après Baratier, les Allemands n'aient tiré de la mère-patrie que le quart du nécessaire en vivres ; ils s'en sont procuré la majeure partie par voie de réquisitions comme en Bohême (1866). Les conditions furent les mêmes en Schleswig-Holstein et en Italie ; mais il en fut tout autrement dans les Balkans et pour nous en Bosnie.

Dans l'étude de l'étiologie des épidémies des armées en campagne, il faut largement tenir compte de toutes ces considérations et d'autres analogues, tout autant que des conditions hygiéniques du théâtre de la guerre. Consultons les Rapports sanitaires sur chacune des époques de guerre et nous serons convaincus *que l'action du Service de Santé militaire est intimement liée au succès d'une campagne de guerre.* Son importance est plus grande encore aujourd'hui que des armées nationales, composées de millions d'hommes, sont constituées pour faire la guerre. Les campagnes de Napoléon étonnèrent toute l'Europe : une grande part du succès fut due au mérite du personnel du Service de Santé et ce Grand Conducteur d'hommes sut l'apprécier à sa juste valeur. Il fut entouré partout d'un état-major de chirurgiens ayant l'expérience de la guerre : Larrey fut son ami. *« Le César des temps modernes jugeait bien les hommes en donnant place à Larrey dans son testament et en le proclamant le plus honnête homme qu'il eût connu. »* (Burgraeve).

Ses armées furent toujours considérables ; on admirait leurs brillantes aptitudes aux marches et aux manœuvres ; ses soldats furent craints partout pour leur héroïque bravoure ; à leur tête marchaient des héros blanchis dans les combats et dans leurs rangs de vieux grenadiers. Avec quel orgueil partit pour Moscou une

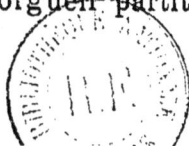

armée extraordinaire de 420,000 hommes, que des renforts portèrent à 533,000! mais bientôt il fallut s'arrêter. Malgré la bravoure et l'énergie morale individuelle des combattants, ils succombèrent sous la puissance impitoyable des épidémies qui s'abattirent sur eux et en anéantirent plus de 300,000! Quand le corps principal arriva devant Moscou, il était réduit à 95,000 hommes. La glorieuse étoile du grand guerrier s'éteignit quand les débris de l'armée en retraite trouvèrent la mort dans le lit glacé de la Bérésina. Il ne tomba pas sur le champ de bataille, mais, trahi par la fortune, il dut regagner la patrie pendant que la maladie décimait la petite troupe de ses soldats dévoués : la jeune et la vieille garde. Poussés par la faim, les soldats mangèrent de la farine crue, d'autres tombèrent sur la route, s'endormirent dans le froid pour ne jamais se réveiller. Personne ne s'en préoccupait plus! Il faut avoir lu les *Mémoires du grand Larrey* et les Rapports sanitaires sur les dernières guerres pour savoir quelle haute influence exerce l'état sanitaire d'une troupe sur le succès des opérations militaires à la guerre.

En dehors de la chaleur et de l'asphyxie par le froid, les armées sont exposées à deux groupes de maladies : dans le premier, nous rangeons toutes celles qui dérivent de l'infection des plaies (infection putride, pourriture d'hôpital, érysipèle, tétanos, etc.); dans le second, la malaria, le scorbut, la diarrhée des camps, le typhus, la diphtérie, la dysenterie, le choléra, les fièvres éruptives et autres semblables. En Bosnie, les 24° et 49° régiments d'infanterie eurent à tel point à souffrir du typhus que les compagnies, réduites à 50 ou 60 hommes, durent quitter l'une après l'autre la vallée de la Drina, où les tombes de Wisegrad et de Gorazda recouvrent une infinité de morts provenant de ces corps de troupes. L'histoire militaire fourmille de catastrophes de ce genre et le problème de l'hygiène militaire en campagne sera de les réduire à l'avenir à leur limite extrême.

L'action des projectiles de petit calibre à enveloppes a été étudiée et mise à l'épreuve de toutes les façons : la plupart des observations, faites sur notre fusil à magasin, se trouvent relatées dans mon ouvrage sur *La question des projectiles* ([1]) ; j'y ai réuni les épreuves de tir contre les chevaux, des observations de cas de suicides, de morts accidentelles ; les travaux de Bogdanik ([2]) sur les blessures par coups de feu à Biala, ceux de Wagner ([3]) et Thurnwald ([4]) en ont déjà confirmé en grande partie les conclusions. A l'étranger, on s'occupa aussi de notre fusil ; les travaux de Morosow ([5]), Stitt ([6]), de v. Bardeleben ([7]) jettent une vive lumière sur la question des projectiles actuels, bien que n'étant pas d'accord sur tous les points. Si j'ai, pour la seconde fois, essayé, dans le travail que je viens de publier ([8]), d'apporter ma faible contribution pour servir à éclairer ce débat, je l'ai fait d'abord pour préciser au point de vue expérimental et clinique les effets de tir mal interprétés, en second lieu pour établir pratiquement leur relation avec le Service de Santé en campagne. Après les expériences de v. Beck et de Reger, qui employèrent des balles fondues et soudées, on vit presque en même temps Chauvel, Nimier, Delorme, Chavasse et d'autres en France, Bovet et Bircher en Suisse, moi-même en Autriche, Bruns et Kikuzi en Allemagne, Morosow en Russie, faire des essais avec les fusils de guerre Lebel, Rubin,

([1]) Vienne, chez Hoelder.

([2]) Die Geschosswirkung der Mannlichergewehre (m. 1888). (*Wiener Klinik*, n° 12, 1890).

([3]) *Ueber die Indakationen zu operativen Eingriffen bei der Behandlung von Schussverletzungen in der 1 und 2 Linie.* Wien, 1890.

([4]) Die Wirkung der modernen Kleinkaliber Mantelgeschosse. (*Streffleurs OE. milit. Zeitschrift*, 3 Bd, 1890.)

([5]) *Tageblatt des IV Kongressess russicher Aerzte.* Moscou, 1891.

([6]) Report on wounds by Mannlicher ballets. New-York, 1892. (*Medical Record*, n° 6.)

([7]) *Ueber die Kriegs-chirurgische Bedeutung der neuen Geschosse.* Berlin, 1892.

([8]) *Die Geschosswirkung der 8 Mm Hand feuerwaffen an Menschen und Pferden.* Wien, bei J. Safar, 1891.

Hebler, Mannlicher, Mauser et Murata, expériences qui ont montré qu'aux petites et moyennes distances les balles à enveloppes métalliques sont capables de mettre plusieurs hommes hors de combat et que, même à des distances de quatre kilomètres et au delà, que jusqu'alors les armes d'ordonnance n'avaient pu atteindre, elles peuvent avoir des effets mortels; aussi loin que mes expériences ont été poussées (3,500 pas, 2,500 mètres), ces balles peuvent facilement vaincre les résistances osseuses.

Dans les moments décisifs, les troupes engagées se couvriront mutuellement d'une grêle de projectiles, et l'on peut admettre d'une façon certaine, que dans les batailles décisives d'une guerre future les victimes seront innombrables. Les renseignements officiels sur les rapports proportionnels entre les morts, les grands et les petits blessés dans la guerre civile du Chili, où notre fusil à répétition a subi avec éclat l'épreuve du feu, ne nous sont pas encore parvenus ([1]); ceux sur les blessures par coups de feu à Biala et à Nurschau pendant les troubles de 1890 comportent des chiffres de mortalité très élevés. Il s'agissait là d'un choc à toute petite distance, 40 à 180 pas; à la station de Biala, sur 18 blessés il en mourut 13, soit 72 %. Le rapport des morts avec les blessés fut, en ce lieu de malheur, 4 : 14 ou 1 : 3,5. A Nurschau, sur 32 blessés, il en resta 7 sur le terrain et 6 moururent au bout de quelques semaines ou de quelques jours, d'où une mortalité de 40,6 %. Là encore, la proportion des morts aux blessés fut de 7 : 25 ou de 1 : 3,57.

Bien qu'il ne faille pas de ces chiffres peu élevés tirer des conclusions sur le nombre des blessures que l'on

([1]) « On dit qu'à Concon l'armée dictatoriale perdit 1,700 hommes, dont la moitié mourut. A Placilla, sur un effectif de 14,000 hommes, il y eut 941 morts et 2,422 blessés, bien qu'un tiers seulement des forces constitutionnelles fût armé d'armes à répétition. » (*Les combats décisifs de la guerre civile au Chili, 1891.* Vienne, 1892.)

observera avec les masses énormes qui apparaîtront sur un vaste champ de bataille, ils doivent cependant être pris en sérieuse considération. D'abord le rapport entre morts et blessés concorde avec celui que nous avons porté sur le tableau comparatif des dernières guerres, et, d'autre part, il montre, par le chiffre élevé de la mortalité, combien sont dangereux les coups de feu à toute petite distance (à Nurschau, 6 morts sur 25 blessés ou 24 %; à Biala, 9 sur 14 ou 64 %) surtout avec des balles déformées, complication qui peut se produire en temps de guerre dans les combats de barricades, dans des terrains pierreux, gelés, surtout dans des attaques d'assaut d'ouvrages fortifiés en pierre ou en terre, des surprises, etc.

Un exemple tiré de l'histoire de la guerre de l'Herzégovine (1876-77) pour venir à l'appui de ce que je viens de dire. Quand, après les combats de Nevesinje et de Lyubinje, les Monténégrins se replièrent sur Grahovo, suivis de près par Mouktar-Pacha qui leur poussait l'épée dans les reins, les deux armées se retranchèrent derrière des fortifications de pierre; pendant plusieurs semaines, on chercha de part et d'autre à se déloger de ces redoutes, attaques dans lesquelles les balles eurent souvent occasion de se déformer.

Il ressort de mes expériences que les balles à enveloppes, n'étant pas capables de résister à des obstacles de cette nature, changeront de forme et agiront dans la première zone sur les organes du corps humain avec une force destructive énorme. Cette disposition indéniable à la déformation se retrouve dans les balles à enveloppes de nickel et d'acier des armes de guerre nouveau modèle, et on comprend ainsi pourquoi, dans de certaines conditions, ces balles ou des fragments de celles-ci, malgré leur grande force de pénétration, pourront rester logées dans les corps de l'homme ou des animaux, bien que cela soit plus rare que du temps des balles de plomb mou.

Ce serait se mettre en contradiction avec toutes les observations faites sur les champs de tir ou à l'occasion d'accidents que de prétendre qu'en brisant les résistances qu'elles rencontrent, les balles à manteau ne se déforment pas. Il est irréfutablement démontré que quand elles arrivent sur des saillies osseuses dures et aiguës, sur le radius, l'olécrâne, l'humérus, le tibia, le péroné et surtout le fémur, les apophyses occipitales et mastoïdiennes du squelette crânien, elles peuvent éprouver des tassements variables, d'où peut résulter un détachement partiel ou total de l'enveloppe, sans compter les tassements et les ruptures que les nouveaux projectiles modernes peuvent subir ailleurs que dans le corps humain.

A quel chiffre peut-on estimer les pertes dans les futures batailles?

Soit, comme point de départ, une division d'infanterie de 15,616 fusils; je ne fais tirer par chaque homme que 150 cartouches, la moitié de ses munitions; cela fera 2,342,400 coups qui, d'après la moyenne adoptée par Voloskoï, fourniront 5,856 balles utiles. La division attaquée pourra donc subir une perte correspondante à ce chiffre, étant admis que les effectifs de guerre seront à peu près égaux. A première vue, ce chiffre de 37 % de pertes, qui dépasse le tiers de la masse attaquée, paraîtra trop élevé. En y regardant de plus près on verra que, dans certaines circonstances, ce chiffre pourra être atteint; on sait notamment que, en 1866, le fusil à aiguille a causé dans notre armée du Nord la proportion élevée de pertes de 29,2 %. Une preuve que je ne donne pas des chiffres trop élevés, c'est que : 1° je n'ai pas fait entrer en ligne de compte une moitié de l'approvisionnement en munitions, la question du remplacement des munitions épuisées, à cette époque de poudre sans fumée et de fusils à répétition, attendant encore sa solution; 2° qu'au Chili, il a été, dit-on, brûlé en trois heures de combat 150 à 200 cartouches par fusil;

3° que nous n'avons pas parlé des effets simultanés du tir du canon, bien que le feu de 36 pièces, tirant de 136 à 264 coups, mérite bien quelque considération; 4° que la division de cavalerie de 500 à 600 chevaux ne restera pas inactive sur le champ de bataille. F.-M.-L. Roskievicz ([1]) admet 75 cartouches par homme et par jour et comme total de l'approvisionnement du fantassin le nombre de 130 avec un supplément de 20, en chiffre rond 150, et fait le raisonnement suivant : Le fusil à répétition au point de vue de la rapidité du tir surpasse d'à peu près un tiers le fusil à charge successive; par contre, avec le fusil à répétition le nombre des coups tirés sans viser sera beaucoup plus fort, de telle sorte que ce n'est plus 210 coups qu'il faudra tirer pour toucher une fois, mais environ 315. Pour une armée de 109,000 hommes, il compte 8,175,000 cartouches et une perte de 24,047 hommes à laquelle il ajoute 10 %, c'est à dire 2,400 dus à l'effet du feu de l'artillerie, ce qui porte le chiffre total à 26,400. « La rapidité des actions donnera plus de blessés; la terminaison rapide des guerres donnera moins de malades infectés. »

Inutile de s'étendre plus longtemps pour démontrer que la différence dans les données réside clairement dans le nombre de cartouches que l'on admettra. Je compte en ce moment sur le pied de 150 à 300 cartouches, chiffre qui avec des armes de 7 à 6,5 millimètres pourra être dépassé, et j'arrive dans le cas prévu par Roskievicz à une perte de 40,875 hommes, soit 37 %, sans parler du feu de l'artillerie et tout en admettant qu'il faille brûler 400 cartouches pour mettre une balle au but. Que ces 150 cartouches soient brûlées en un, deux ou trois jours, cela ne m'importe pas; je ne songe pas à des combats de détail ni à des escarmouches, mais à de grandes actions décisives, dans lesquelles l'homme

[1] Munitionsverbrauch, Verluste und Einfluss der Distanzmesser in der Zukunftskriege. (*Organ der Militar vissenschaftlichen Vereine*, t. XLII, fasc. 4, 1891.)

use tout son approvisionnement de munitions. Si, enfin, on considère que le fusil à longue portée sera aussi plus dangereux qu'autrefois pour les servants de l'artillerie par suite de l'emploi de la poudre sans fumée, qu'il pourra couvrir de ses projectiles les réserves et les abris de toute nature, on arrive à cette conclusion que, dans les moments décisifs, on aura des pertes de 35 à 40 %, et que l'opinion d'après laquelle les pertes dépasseront à peine le cinquième de l'effectif ne convient pas à tous les cas. Il y aura des rencontres où ce chiffre sera beaucoup plus faible; il y en aura d'autres où il montera beaucoup plus haut.

Partant de là, je vais essayer de répondre à cette autre question, à savoir : Ces prévisions étant admises, comment devra s'exécuter le Service de Santé en campagne?

Je vais encore prendre comme base une division d'infanterie. A Biala comme à Nurschau, la proportion entre les morts et les blessés fut 1 : 3,5 et, bien que cela se soit produit dans la zone des coups de feu de près, il n'y a pas de raison pour que dans des attaques décisives qui se livreront également plus ou moins dans le rayon du combat à petites distances, c'est à dire des distances de 100 à 500 mètres, nous ne prenions pas cette proportion comme base de nos développements. En conséquence, pour une perte de 5,856 hommes il y aura 1,301 morts et 4,555 blessés, proportion qui a été notablement dépassée à Königrätz, où nous comptâmes 8,484 morts contre 19,896 blessés (¹), et dans les Balkans.

Quant au degré approximatif de gravité des 4,555 blessés, je prends la moyenne de Fischer et Longmore qui nous donnera 55,5 % de petits et 44,5 de grands blessés. C'est à ce chiffre qu'il faudra approximativement fixer les prévisions sur les effets du tir. Il annonce :

(¹) Kolb, de qui viennent ces chiffres, donne 1 : 2,34; Fischer (5,793 morts et 17,805 blessés) donne 1 : 3.

1° une somme de pertes plus élevée ; 2° une élévation du nombre des coups mortels sur place ; 3° une prépondérance des petits blessés sur les grands.

Pour donner à ces 2,528 petits et 2,027 grands blessés les premiers secours, toutes les armées disposent d'un personnel de médecins et d'aides muni du matériel nécessaire pour lui permettre de s'acquitter de son devoir de diverses façons. Dans presque toutes les armées, chaque homme de l'effectif combattant est muni aujourd'hui d'un paquet de pansement qui doit être employé au pansement immédiat de la blessure. L'opinion des hommes du métier est assez partagée sur la valeur de ce pansement provisoire, mais comme jusqu'à cette heure nous n'avons ni expérience topique ni observation faite sans parti pris sur son utilité dans les grandes batailles, « il faut commencer par en faire usage pour en connaître la valeur pratique, » comme dit avec raison le médecin général Roth, un des hygiénistes militaires les plus incontestablement célèbres. Le traitement des blessés par l'application en temps utile d'un pansement protectif est un élément important de l'appareil compliqué du Service de Santé en campagne ; à des moments où les blessés et les malades de ces armées innombrables affluent en masse, les organes d'exécution du Service de Santé ont à répondre à d'autres exigences qui méritent également considération. *Je vais montrer que la substance du Service de Santé n'est pas dans l'application d'un pansement, que son centre de gravité est bien ailleurs.* L'ordonnance pour les brancardiers allemands (Berlin, 1888, p. 6) dit ce qui suit : « Il reste établi comme ligne de conduite que les brancardiers sont spécialement destinés à transporter les blessés auprès des médecins, et que ce n'est que très exceptionnellement qu'ils doivent donner eux-mêmes les premiers secours, par exemple pour rendre un blessé transportable. » Le règlement du Service de Santé en campagne français renferme une prescription analogue : « Ils (les brancardiers) ont seuls mission pour ramener les blessés en arrière de la ligne de feu. » Chauvel, Nimier la complètent en ces termes : « Mettre le plus rapidement possible le blessé entre les mains du médecin, tel est, en résumé, le devoir du brancardier. »

Sous le feu rapide des fusils à répétition, l'application des premiers soins aura à lutter contre des difficultés que l'on ne peut embrasser d'un coup d'œil aujourd'hui et on voit déjà renaître l'opinion qu'il faudra utiliser dans ce but les arrêts momentanés du feu ou attendre la fin du combat, comme il a été fait pendant la guerre de Crimée. Dans cet ordre d'idées, on trouve dans l'ordonnance allemande sur le Service de Santé en campagne du 10 janvier 1878 (p. 27-28), une prescription excellente : « Il est de règle que la moitié des médecins de troupes et de leurs aides fait le service sur les places de pansements des corps de troupes et que l'autre moitié reste en contact immédiat avec la troupe. » On s'est trouvé dans la nécessité d'agir de même dans nos campagnes de Sud-Dalmatie (1869 et 1882), en Bosnie et en Herzégovine (1878), où les médecins des corps de troupe suivaient le plus souvent ceux-ci au combat. C'est une conséquence fatale de l'emploi du fusil à longue portée. Il est évident que, seul, un personnel militaire pourra répondre à ces besoins.

Le personnel sanitaire auxiliaire appliquera toute son activité à éloigner les blessés de la zone balayée par le feu rapide, et là encore on se trouvera en face de difficultés presque insurmontables. Comme points de rassemblement des blessés, on a jusqu'ici les places de pansement de troupes (nos postes de secours), les places de pansement principales et les ambulances. Il est indispensable que ces stations ne soient pas trop loin des troupes combattantes, établies néanmoins à l'abri du feu. Aujourd'hui ce postulatum ne paraît pas réalisable. Deux places de pansement suffisent pour une division d'infanterie à une distance de 2,000 mètres environ; un peu en arrière se trouvera l'ambulance dans des abris couverts, des creux fortement évasés, des tranchées improvisées, derrière des murs ou des bâtiments si à ces distances on reçoit encore des balles. (Chauvel, Nimier, *loc. cit.*, p. 583.)

Les abris de ces installations devront être aujourd'hui soustraits à la vue, car en l'absence de fumée l'ennemi utilisera tout rassemblement d'hommes pour assurer la portée de son tir.

Billroth doute qu'il soit possible, surtout à ces distances, d'effectuer le transport des blessés par brancardiers et exprime le vœu que l'on construise des véhicules légers qui, en terrain favorable, pourront rendre des services. Actuellement, toutes les armées des grandes puissances militaires sont pourvues pour la première ligne de brancards de campagne : la Russie et la France en ont 8 par bataillon, l'Allemagne et l'Autriche 4, l'Italie 3. Pour le service de ces brancards, il y a dans toutes ces armées des brancardiers instruits dont le nombre est réglementairement déterminé. On trouve en Italie 2 brancardiers par compagnie, dans les troupes alpines 5 (sans armes), en France 4 brancardiers et 1 infirmier, en Allemagne 4 aides-brancardiers (armés) et un aide-chirurgien, en Autriche-Hongrie 4 brancardiers, 6 pour la guerre de montagnes, et en Russie 6 brancardiers (armés) et 1 feldscheer (c).

Le régiment russe possède en plus le personnel d'un lazaret de régiment pouvant recevoir 16 malades (¹); abstraction faite du nombre des médecins, c'est là aujourd'hui l'organisation la plus complète pour le traitement des malades dans les corps de troupe (Binder);

(¹) D'après W. Roth *(XIV Jahresbericht für 1888)* ces lazarets de troupes appartiennent à l'état-major des corps de troupe et renferment 16 lits pour un régiment d'infanterie, 6 pour une brigade de cavalerie ou d'artillerie et 4 pour un bataillon isolé ou une brigade de parc.

(c) Dans les bataillons de chasseurs alpins français à 6 compagnies, chaque compagnie possède 1 médecin auxiliaire, plus 4 brancardiers et 1 infirmier. (N. DU T.)

chaque compagnie, escadron ou batterie comporte 2 brancards et un train régimentaire largement doté pour le transport du matériel sanitaire et l'enlèvement des malades et blessés. Nous voyons de même en France une voiture médicale régimentaire par bataillon, en Allemagne une voiture médicale par bataillon, en Italie un fourgon sanitaire par régiment; en Autriche-Hongrie nous n'avons pas de voiture médicale attachée aux corps de troupe, bien que ses avantages soient indéniables; ce n'est, en effet, que par ce procédé que le matériel sanitaire peut arriver en temps utile et en quantité suffisante; elle peut servir, en outre, pour l'établissement des postes de secours et des places de pansement; c'est aussi de cette façon que dans les autres armées s'effectue le transport des brancards.

De plus, des médicaments et objets de pansement sont portés en France, dans les bataillons alpins, par un infirmier porteur d'un sac d'ambulance (d), en Italie par un auxiliaire du Service de Santé, dans des sacoches spéciales et par les ordonnances des médecins dans un sac à bandages. En Allemagne, il y a par compagnie une sacoche à pansement comprise dans le brancard et une sacoche de médicaments et bandages portée par chaque aide-chirurgien, en Russie un sac à bandages par régiment. Nous possédons en Autriche-Hongrie un sac à pansements et à médicaments par bataillon, un sac semblable par bataillon de troupes techniques et par batterie, et une sacoche à pansements et médicaments par division de cavalerie.

L'équipement des patrouilles de brancardiers et la répartition des brancards ne sont pas aujourd'hui les mêmes dans toutes les armées. Dans l'intérêt des com-

(d) Non seulement les bataillons alpins, mais chaque bataillon d'infanterie en France possède un sac d'ambulance renfermant des médicaments et des objets de pansement, plus un rouleau de secours pour asphyxiés; ce sac est porté à tour de rôle par chacun des quatre infirmiers du bataillon. D'autre part, chaque infirmier du bataillon est muni d'un équipement spécial (cartouchières, 2; tiroir à pansement, 1; étui à attelles, 1) renfermant également un certain approvisionnement d'objet de pansement et d'appareils à fractures. (N. DU T.)

battants, il serait à souhaiter que l'on adoptât un *pansement uniforme,* comme je l'ai dit dans le *Militär Arzt,* n° 5 : « Du pansement uniforme aseptique », et dans la *Wiener klinischen Wochenschrift,* n°s 10-11, 1891 : « De l'asepsie dans la chirurgie de guerre et des pansements uniformes aseptiques ». On arriverait ainsi à simplifier le travail dans les formations sanitaires régulières et les services de secours volontaires.

Il est à remarquer qu'à côté des brancardiers et des infirmiers il y a un personnel d'aides supérieurs en Russie (feldscheer), en Allemagne (aides-chirurgiens), en France (infirmiers de visite) (*e*), en Italie (auxiliaires sanitaires) ; chez nous, il n'y a rien de semblable.

En Russie, en Allemagne et en France, il y a réglementairement dans les troupes à cheval, outre le personnel des médecins et de leurs aides, 1 feldscheer, 1 aide de lazaret ou 1 infirmier par escadron pour soigner les malades. Dans notre armée, le matériel sanitaire pour un régiment de cavalerie est transporté à dos de cheval dans des contenants spéciaux, tandis qu'en Russie il y a 1 lazaret de régiment pour 6 malades avec 4 voitures du Service de Santé, dont 1 pour le transport des malades, en Allemagne 1 voiture médicale et en France 2 voitures légères à deux roues pour le transport des blessés, plus une voiture médicale (*f*).

Même situation en ce qui concerne l'artillerie. En Russie, chaque batterie possède 2 et 3 feldscheers, en Allemagne 1 aide de lazaret, en France 1 infirmier et 4 brancardiers. En tout, l'artillerie divisionnaire, en France, comprend 4 infirmiers et 16 brancardiers, plus

---

(*e*) Avant les infirmiers de visite sont placés les médecins auxiliaires, étudiants en médecine à douze inscriptions au moins, ayant subi un examen spécial et qui sont répartis au nombre de 1 par bataillon d'infanterie et par compagnie de chasseurs alpins. Ils ont le grade d'adjudants sous-officiers et vivent au petit état-major du bataillon ou de la compagnie. Ils représentent les feldscheers, officiers de santé russes. Les aides de lazarets allemands sont les équivalents de nos caporaux infirmiers de visite. (N. DU T.)

(*f*) Il n'y a plus actuellement en France qu'une voiture médicale par brigade ; elle est d'un type spécial, à quatre roues et à deux chevaux. (N. DU T.)

un sous-officier; l'artillerie de corps 4 infirmiers et
9 brancardiers, une batterie à cheval 3 infirmiers;
chaque groupe de batteries, à côté des sacoches de pansement et du sac d'ambulance, comporte une voiture
médicale; enfin, chaque groupe d'artillerie de corps
dispose d'une voiture à deux roues pour le transport
des blessés; chaque groupe de batteries à cheval en a 2;
dans ce pays, du reste, tout ce qui concerne l'arme
de l'artillerie a été organisé remarquablement. En Russie, une brigade d'artillerie à pied comprend 2 phar-
maciens, 1 voiture du Service sanitaire et 3 voitures de
transport des malades, lesquelles portent en même
temps le matériel pour un lazaret de 6 malades. Chaque
batterie à cheval a un fourgon de pharmacie et une
voiture de transport de malades.

En Allemagne, on donne chaque année l'Instruction
du brancardier, dans les troupes de cavalerie, d'artillerie à pied, de pionniers et de chemins de fer à 4 hommes par escadron ou compagnie et à 2 par batterie. Les
musiciens d'infanterie et les clairons reçoivent également l'instruction susdite. De même, en France, où les
musiciens sont appelés à renforcer les brancardiers.

Suivant Longmore, une patrouille de brancardiers
met trois quarts d'heure pour porter un blessé sur la
place de pansement (1,200 à 1,300 mètres) et pour re-
tourner sur la ligne, ce qui fera pour l'aller et le retour
à 2,000 mètres de distance une heure et quart. En sup-
posant qu'une patrouille fasse cinq fois le chemin, il
faudrait pour le transport de 2,027 grands blessés d'une
division d'infanterie environ 405 brancards. Aucune
armée, que je sache, n'en possède actuellement un
nombre aussi considérable, et en partant du chiffre de
180 brancards de la division d'infanterie russe qui est la
mieux dotée (g), chaque équipe devra faire onze à douze

(g) Cette assertion n'est pas absolument exacte: l'approvisionnement total des
corps de troupes d'un corps d'armée français en brancards est de 266, soit 183 par division. Si on ajoute à ce chiffre les 132 brancards de l'ambulance divisionnaire, on

fois le chemin pour que le champ de bataille soit déblayé en quatorze ou quinze heures environ; et comme aucune armée ne possède un nombre aussi élevé de brancards, dans l'exemple que j'ai choisi, il faudra un temps plus considérable encore, bien que je n'aie en vue que les blessés des troupes à pied, particulièrement ceux que le feu de l'infanterie a mis hors de combat et que je néglige les blessés de la cavalerie et de l'artillerie qui, aujourd'hui, souffrira plus qu'autrefois des coups de fusil, ainsi que ceux produits par le feu de l'artillerie, ce qui, d'après Roskievicz, donne une augmentation de 10 %.

L'organisation du Service de Santé dans une division d'infanterie comprend le personnel de tout ordre, les formations sanitaires et le matériel. La division d'infanterie allemande comprend 54 médecins, la division française 45; ce sont les mieux dotées; la division italienne n'en a que 36, la nôtre 33, la russe 31. Ces chiffres sont éloquents et montrent combien seront grandes et nombreuses les exigences qui s'imposeront en campagne au médecin qui aura de 100 à 135 blessés à soigner.

En Russie, en France, en Allemagne et en Italie il existe un personnel d'aides supérieurs. Les divisions d'infanterie allemande, russe et française possèdent de 500 à 700 brancardiers, infirmiers, aides-brancardiers; la division autrichienne en a 400, la division italienne 200 ([1]).

Un coup d'œil sur les formations sanitaires des différentes armées sera aussi instructif que celui que nous avons jeté sur le personnel sanitaire de ces armées. Instruites par l'expérience de la guerre, les armées alle-

arrive, pour la division complète, au chiffre de 315. Il ne faut pas négliger non plus les 10 paires de litières et les 20 paires de cacolets capables de transporter 60 blessés, assis ou couchés, ce qui équivaut, en somme, à 375 brancards par division d'infanterie. (N. du T.)

([1]) Ces chiffres ont subi dans ces derniers temps de grands changements sur lesquels nous n'avons que fort peu de données authentiques.

mande, russe et française ont placé le *centre de gravité* de leur Service de Santé en campagne dans *l'ambulance divisionnaire*.

Le train sanitaire en Russie pour une division (¹) comprend 1 lazaret de division pour 6 officiers et 160 hommes et 2 hôpitaux mobiles de campagne pour 10 officiers et 200 malades. Le lazaret de division installe deux places de pansement et un poste de pansement principal reliés au lazaret du régiment.

Nous trouvons en Allemagne le détachement sanitaire de division à deux sections, le détachement sanitaire de division de réserve et trois lazarets de campagne de réserve pour une division de réserve.

L'ambulance divisionnaire française assure le service au moyen de voitures à 2 et 4 roues, de 20 cacolets et 10 litières. Aucune armée ne possède d'organisation analogue à la colonne sanitaire de campagne de l'Ordre teutonique.

Dans la division d'infanterie russe et dans celle de réserve des allemands, les hôpitaux de campagne et les lazarets de réserve font partie intégrante de la division. Les divisions russes (28 voitures de transport de blessés et 53 de matériel) et les françaises (10 voitures pour transport de blessés, 44 pour matériel et 30 animaux de bât)·sont les plus fortement constituées au point de vue du matériel sanitaire. *En Allemagne, en France et en Russie, les corps de troupes installent eux-mêmes leurs postes de secours*, ce qui ne se produit chez nous que dans la guerre de montagnes, où chaque bataillon est indépendant. Dans les quatre grandes armées dont nous avons parlé jusqu'ici, le train sanitaire de la division d'infanterie est de beaucoup supérieur au nôtre; il se compose en Russie de 81 voitures, de 36 en Allemagne, de 54 en France, de 37 en Italie et de 26 chez nous.

Les *divisions de cavalerie* qui ont le plus de médecins

(¹) D'après Binder, Roth et le Règlement russe sur le Service de Santé en campagne 14 mai 1887.

sont les allemandes (19) et les italiennes; en Autriche-Hongrie et en France, il y en a 13 et en Russie 9, auxquels il y a lieu cependant d'ajouter 24 feldscheers pour combler en partie ce déficit; de plus, il y a en Italie 3 aides, 5 infirmiers et 21 soldats du Service sanitaire, en France 36 infirmiers, en Allemagne 14 aides de lazaret et chez nous 18 soldats, plus 8 porteurs de matériel à pansement.

En Russie, nous voyons 9 voitures pour le transport des blessés et 9 pour le matériel du Service de Santé, en France 6 voitures médicales et 6 de transport de blessés, en Autriche-Hongrie 2 voitures de matériel et 4 pour blessés, en Allemagne 6 voitures médicales, en Italie 4 voitures servant à la fois au transport des blessés et à celui du matériel.

Les *formations sanitaires de divisions d'infanterie et de cavalerie* ont pour objectif de donner les premiers soins, d'assurer le traitement provisoire et le relèvement des blessés et sont par conséquent destinées au service sur le champ de bataille; les *formations sanitaires de corps d'armée devront assurer* aux malades et aux blessés les soins hospitaliers. En France, en Allemagne et en Italie, il existe des formations sanitaires de corps d'armée pour les troupes non endivisionnées. Sur les deux rives du Rhin, en 1870-71, comme en 1877-78 dans les Balkans et en Bosnie, on acquit la profonde conviction que les formations sanitaires de corps doivent être organisées sous forme d'hôpitaux mobiles de campagne, qui seront suffisamment élastiques, ne recevront jamais de trop nombreux malades; une capacité de 200 malades est très suffisante. En conséquence, en Allemagne et en France, on a constitué des hôpitaux de campagne, plus en Allemagne 3 lazarets de campagne de divisions de réserve; en Russie, ces hôpitaux sont déjà en partie rattachés aux divisions, tandis qu'en Autriche et en Italie ces hôpitaux de campagne ne sont que des formations de deuxième ligne qui, néanmoins, peuvent être

affectées aux corps d'armée. Un corps d'armée dispose
de 12 de ces hôpitaux en Allemagne, de 8 en Russie, de
6 en France et en Autriche-Hongrie, de 5 en Italie. En
Russie, en France et en Allemagne la dotation du corps
d'armée en personnel, matériel technique et moyens de
transport, est très large.

Les formations sanitaires, réparties dans les divisions
d'infanterie et de cavalerie ainsi que dans les corps
d'armée, forment les réserves de première ligne. Pour
assurer la marche indépendante de l'armée, il est nécessaire qu'elle puisse pourvoir par ses propres moyens à
son entretien et c'est dans ce but qu'on lui a attribué
des éléments propres qui constituent les réserves d'armée de deuxième ligne; de là, les parcs de munitions,
les dépôts de matériel sanitaire, les parcs de vivres,
techniques et du train.

Les formations de réserve de deuxième ligne doivent
assurer le transport vers l'arrière des malades et des
blessés provenant de l'armée, formant ainsi la suite et
le complément des établissements sanitaires d'armée de
première ligne.

Le premier groupe de ces formations peut suivre
immédiatement l'armée; le deuxième groupe se meut
entre les premières et les établissements stables du
théâtre de la guerre, peut être mobile ou fixe pour
remplacer des formations passagèrement mobilisées.
Les établissements fixes ou dépôts de campagne forment
un troisième groupe ou la troisième ligne des établissements de réserve d'armée.

La zone dans laquelle s'opèrent les mouvements des
établissements de réserve de deuxième ligne est celle
des étapes de l'armée; à l'arrière se placent les établissements stables. La place du Directeur du Service de
Santé est au grand quartier général de l'armée. En
Allemagne, le chef du Service de Santé est le centre
d'où partent tous les ordres de direction du Service de
Santé sur le théâtre de la guerre; il est subordonné à

l'Inspecteur général du Service des étapes et des chemins de fer (¹).

Dans le premier groupe des formations sanitaires d'armée de deuxième ligne, on compte : en Autriche-Hongrie des hôpitaux de campagne à 3 unités de 200 malades, plus la colonne de transport de blessés de la Croix-Rouge pour division d'infanterie ; en Italie, 5 unités par corps. En Russie, 2 unités appartiennent à la division ; il y en a 2 autres par division encadrée. En Allemagne et en France, de nombreux hôpitaux de campagne sont affectés au corps d'armée en première ligne. En Autriche-Hongrie 4 ambulances de campagne à 500 malades par armée et 1 par corps ; en Russie, des dépôts d'éclopés de 50 à 200 malades ; en France, 1 dépôt de convalescents par corps.

Comme formations ambulantes fonctionnent en Autriche-Hongrie les trains sanitaires de chemins de fer à 104 malades, les trains sanitaires de l'Ordre de Malte à 100, les convois de 100 malades et les bateaux-ambulances de 116 à 132. On trouve, en Russie, des trains sanitaires militaires, des transports sanitaires militaires et des bateaux à vapeur sanitaires militaires ; en Allemagne, des trains sanitaires, des trains d'ambulance formés de wagons spéciaux pour malades graves couchés, des trains d'ambulance militaires formés autant que possible de wagons ordinaires pour blessés assis et pour malades. En France (h) et en Italie, il paraît que

(¹) *Les transports aux armées. Historique du Train des Équipages militaires*. Thouvenin, Paris, 1889.

(h) L'auteur ne paraît pas bien certain de l'existence dans les approvisionnements sanitaires français des trains permanents et improvisés et de leur fonctionnement régulier et réglementaire. Le Ministère de la Guerre possède trois trains permanents, aménagés et installés dès le temps de paix pour leur but spécial ; en raison de son prix de revient excessif et du nombre relativement peu considérable de blessés qu'il est possible de transporter par chacun de ces trains, ce matériel est forcément très restreint. La répartition de ces trains en campagne est faite par le Ministre sur la proposition du Directeur des étapes et des chemins de fer.

Mais on a prévu l'organisation de trains sanitaires improvisés composés de voitures couvertes à marchandises et aménagés sur place. Chaque wagon peut recevoir au moins 12 malades ou blessés couchés, sur des brancards reposant eux-mêmes sur des appareils à suspension, dont le modèle le plus nouveau est celui de

l'on doit mettre en service des trains sanitaires et des trains-hôpitaux permanents et temporaires; d'après Mundy, ces formations n'ont pas encore reçu en Italie la consécration du règlement.

Depuis 1878, nous avons obtenu des résultats particulièrement satisfaisants au point de vue de l'utilisation des communications fluviales pour le transport des malades et des blessés.

Tilschkert et Haase proposent d'utiliser pour le transport des blessés les voies ferrées temporaires qui, partant du point terminus de la voie ferrée ordinaire, servent au transport des approvisionnements de l'armée; Baumann ne partage pas leur avis.

Mon attention a été vivement attirée, en 1891, à l'exposition de Prague sur deux modèles de ce système de voitures sur voies ferrées de campagne, pour blessés assis et couchés, de la fabrique Ruston, exposés par W. Stone, tant au point de vue de la suspension des brancards, d'après le système axial modifié qu'à celui de la commodité avec laquelle les malades sont assis dans une sorte de voiture à banquettes qu'un faible effort de traction suffit à mettre en mouvement et qui, en roulant, malgré de grandes difficultés de terrain, ne détermine ni secousses ni oscillations sensibles (*i*). *Dans les pays de montagnes tous ces moyens de transport temporaires sont remplacés par des animaux de bât.* Pour hâter l'évacua-

MM. Bréchot-Ameline-Després, où les brancards sont superposés par séries de trois par appareil; un cinquième appareil peut être placé au besoin, ce qui porte à 15 le nombre maximum des blessés par wagon; — l'installation est rapide et facile — les trépidations et chocs ressentis sont relativement faibles. Un train de ce genre comporte au maximum 35 voitures.

Chaque hôpital d'évacuation de corps d'armée possède le matériel de trois trains improvisés et leur personnel de conduite.

Nous ne parlons pas ici des évacuations de blessés ou malades assis par des trains composés de voitures ordinaires des trois classes. (N. DU T.)

(*i*) En 1882, l'évacuation des malades de Kérouan à Sousse (Tunisie), distance 58 kilomètres, fut faite au moyen de plateformes roulant sur une voie système Decauville; les malades étaient placés sur des brancards; la durée moyenne du trajet fut de sept heures; on transporta ainsi de 120 à 150 malades par voyage; plus tard, on employa des wagons couverts. La traction était opérée par 6 chevaux. Comme personnel de conduite : 1 médecin, 2 infirmiers. (N. DU T.)

tion et le dégagement des ambulances, le Dr L. Froelich ([1]) demande la création de brancardiers civils dans tous les cantons de la Suisse; c'est un avis qui est digne de toute notre attention pour nos provinces montagneuses.

Parmi les installations temporairement mobiles qui manquent en Italie, on range :

1º Nos hôpitaux mobiles de réserve à 600 malades à 3 sections de 200 malades et une section par division. Il y a, en Russie, 4 de ces hôpitaux de campagne de remplacement à 200 malades par division d'infanterie, en Allemagne des lazarets de guerre spécialement affectés au relèvement des lazarets de campagne, en France des hôpitaux de campagne temporairement immobilisés et des hôpitaux d'évacuation proprement dits.

2º Les stations-haltes de malades à 200 malades dont 2 par corps en Autriche-Hongrie, les lazarets d'étapes en Allemagne, les hôpitaux d'étapes et les ambulances de gares en France. Dans ce groupe, la Russie possède en plus une pharmacie mobile de campagne et l'Allemagne un lazaret réserve-dépôt. Dans les installations de la zone des étapes, le personnel volontaire peut être employé comme le personnel militaire; en Allemagne, il est chargé de la conduite des convois ([2]).

Mentionnons, enfin, les nombreuses installations de réserve fixées dans la zone de la base d'opérations et de l'arrière, où le service militaire et le service volontaire se donnent la main pour satisfaire aux besoins des soldats malades et blessés, élevant des autels à l'humanité et où le Service de Santé est puissamment aidé dans le sens *du système de la dispersion des malades,* à la propagation duquel a largement collaboré le médecin major autrichien Kraus. Partout, les Sociétés patriotiques de secours, rattachées à la Croix-Rouge, travaillent à l'envi

([1]) Effets des nouveaux fusils. (*Bulletin de l'Association des Dames françaises.* Genève, mars 1892.)

([2]) *Das Rothe Kvenz.* Von P. Chuchul. Kassel, 1891.

pour fonder des institutions destinées à contrebalancer les ravages des armes de guerre à longue portée ([1]).

Billroth, Mundy et v. Horst, avec une vue très nette de l'avenir, ont saisi le lieu et le moment opportuns pour demander l'organisation des mesures sanitaires dès le temps de paix; ils ont été les éloquents promoteurs de l'éclairage électrique des champs de bataille.

Depuis quelque dix ans, le courant du progrès marche de l'Ouest à l'Est, et non sans succès dans le domaine du Service de Santé militaire. C'est avec étonnement que nous reportons nos regards vers les institutions sanitaires des Américains pendant la guerre de la Sécession (1861-1865). C'est là qu'on vit naître la tente et la baraque pour malades, c'est là que chirurgiens et administrateurs éminents agirent de concert et de telle façon que l'humaniste le plus idéal n'eût pas osé le rêver. Les Allemands comprirent à temps cet essor et envoyèrent d'illustres spécialistes au delà de l'Océan; ils retirèrent le fruit de leurs efforts et cette coalition intellectuelle des Allemands et des Américains fut couronnée par le succès. Le Service de Santé allemand pendant la longue période de guerre (1870-71) triompha partout et sur toute la ligne, pendant que le Service français, malgré les secours internationaux, se traînait misérablement. Les rapports d'Otis et le Rapport sanitaire officiel sur la guerre de 1870-71 sont des monuments dont la valeur durera plusieurs siècles et dont l'éclat ne s'éteindra jamais.

Ai-je besoin de rappeler la misère de l'armée russe des Balkans (1877-78), l'absence d'organisation sanitaire chez les Turcs pour faire briller davantage l'image de la *conductrice occidentale du progrès sur le champ de bataille* par son navrant contraste avec l'Orient. Personne n'ignore que la 1re armée russe du Danube, par suite

---

([1]) J. Freiherrn von Horst. *Les devoirs des populations dans leurs rapports avec le Service de Santé en campagne et le système de dispersion des malades.*

d'absence de prévisions sanitaires et de privations de toute nature, fut décimée, anéantie par le typhus pétéchial, la dysenterie, la pourriture d'hôpital et les congélations dans les plaines couvertes de neige de la passe de Schipka. Pirogoff, l'aide le plus illustre et le plus intrépide du soldat sur les champs de bataille de l'Orient, déploya en vain tous ses efforts de chirurgien et d'apôtre de l'humanité pour briser les préjugés contre la science médicale et l'hygiène; il dut voir de ses propres yeux les blessés de Plewna mourir de faim, de soif, dévorés par la fièvre et à moitié pourris vivant encore.

Dunant, Mundy, Löffler virent les mêmes scènes sur les champs de bataille de Solférino, de Champigny, de Sadowa, et malgré cela on vit renaître les mêmes catastrophes en 1876-1877, dans le sud de l'Herzégovine et en Albanie, près de Spaz et de Podgorica. Turcs et Monténégrins restèrent des semaines entières privés de secours, ils moururent de pourriture d'hôpital et d'infection. C'est ainsi qu'un convoi de blessés monténégrins arriva huit jours après le combat de Lyubinje à Cattaro et fut logé dans une écurie où étaient suspendues des peaux fraîches placées là pour sécher; on se servit pour les panser de charpie à moitié pourrie, dont l'action nuisible ne se fit pas attendre longtemps. Il n'en alla pas mieux des blessés turcs embarqués et qui rentraient dans leur patrie couchés partie sur le pont, partie dans les cales empestées du bateau sur des matelas malpropres et tachés de sang. C'est ainsi qu'il y a quinze ans encore, on traitait les blessés sous les yeux de l'Europe!

Les secours internationaux se firent longtemps attendre; les premiers qui arrivèrent furent ceux des Comités suisses, puis ceux d'Autriche; les Sociétés de secours russes entrèrent enfin en action et vinrent énergiquement en aide aux Monténégrins.

Même défaut, même absence de prévision au début

des hostilités serbo-bulgares, en 1885; là, cependant, les secours internationaux purent agir à temps et démontrèrent que des soins rapides donnés par des mains expertes et munies du matériel approprié aux besoins, permettent d'obtenir d'éclatants succès. Ce concours de circonstances favorables est cependant exceptionnel ; les préparatifs sanitaires ne doivent pas être dirigés au hasard et abandonnés à des mains étrangères; le soin en restera toujours réservé au Service de Santé officiel qui est, au premier chef, chargé de préparer en toute connaissance tout ce qui est nécessaire.

La chirurgie a marché en avant du même pas rapide que l'armement des armées; plus augmentera la puissance destructive des armes de guerre, plus on tiendra compte de la puissance conservatrice de notre science. Les soins médicaux ne s'adressent pas seulement au soldat ensanglanté; ils s'étendent à tous ceux qui subissent les misères de la vie des camps en faisant leur devoir, aux défenseurs de la patrie frappés des sourdes maladies infectieuses.

Dans la réalité, quand ces innombrables armées se mettront en marche, l'appareil du Service de Santé ne fonctionnera pas partout d'une façon convenable; mais les organes du Service sanitaire n'en auront pas la responsabilité et même un rapport sévère d'un grand chef ne pourra pas remédier à ce qui fait défaut, si l'on n'a pas fait le nécessaire en temps de paix et si le Service de Santé n'a pas été organisé conformément aux besoins de notre époque.

Les rapports du commandant en chef Lord Wolseley sur les vices du Service de Santé de l'armée anglaise en Égypte (1883) montrent combien il était peu au courant des éventualités inévitables de l'existence en campagne, en rendant les médecins responsables de la mauvaise alimentation des malades, de l'absence de moustiquaires dans les lazarets; il cherchait à dégager sa responsabilité quant aux conséquences des mauvaises conditions hygiéniques dans lesquelles l'armée anglaise se trouvait placée ; Mac-Cormac et le Ministre de la Guerre Hartington firent nettement justice de ces reproches (Roth).

CONCLUSIONS.

1° Le nouvel armement des armées avec des fusils à répétition aura pour effet, dans les batailles futures, une élévation du nombre des blessés et des morts. Par suite de la prédominance des petits blessés et du caractère moins grave des lésions des parties molles (les cavités mises à part) et des articulations, les membres du Corps de Santé seront moins absorbés par ce genre de blessures qu'autrefois, et devront s'attacher davantage aux coups de feu de la tête, de la poitrine et de l'abdomen.

En ce qui concerne les moyens de secours accumulés en première ligne dans toutes les armées, on voit que l'armée allemande est celle qui possède l'organisation la plus étendue en raison de la richesse avec laquelle les corps de troupe sont dotés en personnel (médecins et aides); avec son train sanitaire des troupes et ses détachements sanitaires bien organisés, elle est prête à toutes les éventualités. Cette organisation a subi l'épreuve des guerres 1864, 1866, 1870-71 et, à ce point de vue elle mérite d'être imitée (¹).

(¹) D'après la communication faite par le Dr Haase, médecin en chef prussien, au XXIe Congrès de l'Association allemande de Chirurgie, le 8 juin 1892 : *Du service des brancardiers dans les guerres futures*, le corps d'armée allemand possède 488 aides-brancardiers (4 par compagnie ou escadron, 2 par batterie), 480 brancardiers des détachements sanitaires, enfin 200 musiciens, soit au total un corps de brancardiers de 1,168 hommes. Le détachement sanitaire se compose de 124 à 160 hommes, comprend 40 brancards ; les brancards régimentaires sont portés par les voitures médicales régimentaires, ceux des musiciens sont improvisés (j).

(j) En totalisant le chiffre des brancardiers d'un corps d'armée français, on arrive au chiffre de 1,016 dont :

Brancardiers régimentaires	416
Brancardiers d'ambulances	214
Brancardiers des compagnies du génie	8
Brancardiers d'artillerie divisionnaire et de corps	74
Musiciens	304

Chaque corps de troupe, ayant sa vie propre, doit avoir une organisation sanitaire qui lui soit propre; celle de nos bataillons dans la guerre de montagnes peut être un modèle : 1 voiture médicale ou 2 voitures sanitaires à deux roues remplaceraient les bêtes de somme. On pourrait établir des voitures avec parties constitutives en fer, de façon qu'elles puissent servir aussi bien au transport du matériel sanitaire qu'à celui des blessés et des malades, et il y aurait intérêt dans ce but d'expérimenter les chariots italiens. On ferait disparaître ainsi les sacs de médicaments et objets de pansement qui seraient remplacés par des paniers; on aurait également ainsi des moyens de transport pour les brancards. Chaque bataillon, chaque division de batteries, chaque régiment de cavalerie devrait avoir des voitures de ce modèle.

2° La longue portée des armes de guerre ne permet plus de disposer les troupes en formations profondes; celles-ci devront marcher abritées en lignes ou chaînes de tirailleurs; l'action des unités tactiques deviendra plus indépendante et il sera nécessaire que ces troupes possèdent un matériel, un personnel et un train sanitaires qui leur appartiennent en propre. Cependant, pour éviter un trop grand fractionnement des forces et agir avec ensemble, il sera bon de rassembler les brancardiers et les voitures sanitaires d'une brigade d'infanterie à une distance convenable, derrière la ligne de bataille et en des endroits bien choisis et, sous la direction des officiers du Service de Santé, d'établir des postes de secours avec une moitié des médecins régimentaires, l'autre suivant les troupes avec les brancardiers com-

Ces hommes sont absolument disponibles et, n'appartenant pas au train comme en Allemagne, ne sont à aucun moment distraits pour la conduite des voitures. Il y a lieu aussi de considérer que les trois ambulances (de quartier général et divisionnaires 1 et 2) comportent 90 animaux de bât pouvant transporter 180 blessés avec 1 homme de conduite pour 2 blessés.

Toutes ces ressources combinées montrent que le corps d'armée français possède des ressources équivalentes sinon supérieures pour le relèvement et le transport des blessés à celles de l'unité tactique similaire allemande. (N. DU T.)

plétés par les musiciens, lesquels seront dirigés et surveillés dans leur service par des gradés. On peut prévoir de ce chef une augmentation de pertes en personnel ; on devra en prévenir les effets par l'augmentation et le maintien au complet des cadres dont le recrutement, en Italie, en Allemagne, en France et en Russie, est favorisé par l'assimilation des médecins aux officiers combattants, par de bonnes conditions d'avancement et par la création d'Académies médico-militaires comme en Russie, des Écoles d'application, organisation qui peut être réalisée sans dépenses excessives.

3° Le transport des blessés est opéré par le personnel sanitaire des corps de troupes et le personnel des formations de la division d'infanterie dont le fonctionnement, avec les convois de transport de l'Ordre teutonique et de la Croix-Rouge, assure leur répartition dans les lazarets de campagne rapprochés. *Il y aura lieu, pour l'avenir, d'organiser les mêmes services pour l'artillerie divisionnaire et de corps, pour la cavalerie qui devra avoir aussi un effectif propre de brancardiers.* En pays de montagne, chaque formation sanitaire de division comportera un certain nombre d'animaux de bât et l'éducation de notre personnel, à ce point de vue particulièrement important pour nous, est d'autant plus nécessaire que là il n'y a pas moyen de compter ni sur des voitures ni sur des voies rapides de campagne.

4° *Comme en France, en Russie, en Allemagne, des hôpitaux mobiles de campagne seront attachés aux divisions ; il est absolument nécessaire qu'ils soient portés en première ligne.* Là encore, des animaux de bât sont nécessaires dans la guerre de montagnes, comme nous l'avons vu en Bosnie et dans le sud de la Dalmatie. Quand les postes de secours portés en avant ne pourront donner aux blessés les soins nécessaires, les hôpitaux mobiles de campagne pourront servir de places de rassemblement directes, surtout quand il n'est pas possible de porter les blessés plus loin et quand les postes de secours sont obligés de suivre les troupes ; ce besoin fut évident après le combat de Senkovié, le 21 septembre 1878.

5° L'impossibilité dans des pays de montagnes ou des régions éloignées de lignes de chemins de fer d'effectuer l'éloignement des grands blessés et des grands malades, surtout en hiver, comme cela a eu lieu sur la ligne de la Drina (Foca-Gorazda-Cajuica), nécessite l'établissement d'hôpitaux de campagne et d'ambulances pour une durée prolongée. La triste expérience que j'ai faite pendant la période 1876-1880, sur les malades et blessés auxquels les maisons turques empestées servaient d'abris, et les excellents effets obtenus en plaçant les malades atteints de typhus, de scorbut, de dysenterie sous des tentes et baraques, montrent qu'il est urgent de créer, comme cela existe depuis longtemps en Russie, en Allemagne et en France, des tentes réglementaires pour blessés et malades, des baraques transportables, dont la valeur est capitale pour l'isolement des malades contagieux.

6° En raison du chiffre croissant des morts, l'assainissement des champs de bataille réclame une organisation spéciale, et comme l'incinération est impossible, faute d'appareils, l'ensevelissement des victimes de la guerre reste la seule opération praticable.

L'adoption des fusils à répétition et de la poudre sans fumée a coûté de nombreux millions à tous les États. Aujourd'hui, le Service de Santé des armées, qui considère les hommes comme le matériel de guerre le plus précieux, entre en ligne avec toutes ses exigences. Les gouvernements, qui ont pu dépenser ces millions en fusils à répétition, en canons, en plomb et en poudre, ne peuvent se dispenser de donner satisfaction à ces demandes dans l'intérêt de la conservation des troupes :

La mort seule ne coûte rien et elle coûte la vie.

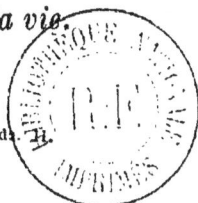

Bordeaux.— Impr. G. GOUNOUILHOU, rue Guiraude, 11.